DESCRIPTION

D'UNE MONSTRUOSITÉ

CONSISTANT

EN DEUX FOETUS HUMAINS

ACCOLÉS EN SENS INVERSE PAR LE SOMMET DE LA TÊTE,

SUIVIE

DE REMARQUES ET D'OBSERVATIONS A CE SUJET.

Par A. C. L. VILLENEUVE, D.-M.

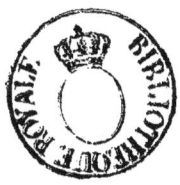

A PARIS,

CHEZ GABON, LIBRAIRE, RUE DE L'ÉCOLE DE MÉDECINE, N.º 10.

1831.

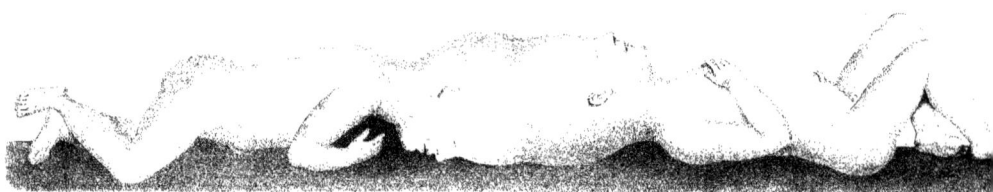

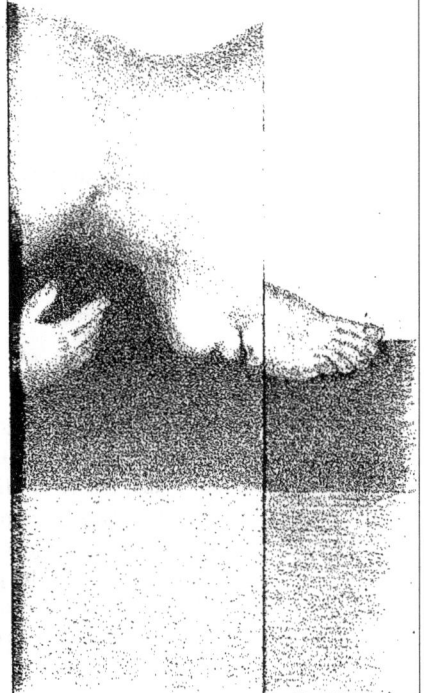

Lith. de Villain.

DESCRIPTION

D'UNE MONSTRUOSITÉ

CONSISTANT

EN DEUX FŒTUS HUMAINS

ACCOLÉS EN SENS INVERSE PAR LE SOMMET DE LA TÊTE,

SUIVIE DE REMARQUES ET D'OBSERVATIONS A CE SUJET (1).

Une dame âgée de vingt-quatre ans, parfaitement constituée, ainsi que son mari âgé de trente ans, ayant déjà donné l'existence à deux enfans, garçon et fille, bien conformés, devint grosse pour la troisième fois dans le courant d'avril 1829. Aucune circonstance particulière n'accompagna ni la conception ni la grossesse ; seulement le volume du ventre plus considérable que dans les grossesses précédentes, avait fait penser à M. Delpech, médecin de cette dame, qu'elle pouvait être enceinte de deux enfans.

(1) C'est à l'obligeance de notre ami M. Delpech, médecin à Paris, que nous avons dû la possession de cette monstruosité, qui est maintenant déposée dans les cabinets de la Faculté de Médecine de Paris. C'est aussi à sa complaisance que nous devons tous les renseignemens qui nous étaient nécessaires pour rendre complète l'histoire de ce rare phénomène.

1

Le 15 novembre 1829, vers onze heures du soir, c'est-à-dire à environ sept mois de conception, cette dame ressentit de vives douleurs utérines, suivies d'une perte assez considérable pour donner des craintes et exiger qu'on restât près d'elle, malgré qu'il n'existât encore aucune dilatation manifeste du col utérin. Vers deux heures du matin, la perte cessa complètement et la dilatation commença à s'opérer. A l'approche du jour, les douleurs qui étaient modérées se suspendirent, la femme s'endormit, et à huit heures du matin le travail étant suspendu, elle fut confiée aux soins de sa garde. Deux heures après les douleurs se réveillèrent, le travail reprit de l'activité, et au bout d'une heure fut expulsé sans beaucoup d'efforts le double fœtus dont nous allons donner la description.

Appelé à la hâte auprès de cette dame, nous trouvâmes le double fœtus dont il s'agit, entièrement privé de vie et même un peu froid. Il était situé transversalement entre les cuisses de sa mère, qui ignorait de quoi elle venait d'accoucher, et adhérait par deux cordons au placenta.

La délivrance qui s'opéra en notre présence, eut lieu promptement, facilement, et par les seuls efforts de la matrice. Il ne s'écoula qu'une petite quantité de sang. Les suites de couches se passèrent de la manière la plus satisfaisante.

Ayant examiné successivement les différens produits de cet accouchement, voici ce qu'ils nous ont offert de plus remarquable :

Le placenta unique, de forme presque circulaire, était d'un volume égal à ceux qui se rencontrent dans le cas d'un seul enfant à terme, mais volumineux. Sa face utérine offrait à sa partie moyenne et dans l'intervalle du point d'insertion des deux cordons, une scissure qui s'étendait jusqu'au chorion.

Le placenta, ainsi que les membranes, ne présentaient absolument rien de remarquable.

Les deux cordons, de volume et de longueur ordinaire (proportionnellement à l'âge du double individu), s'inséraient chacun séparément et sur une même ligne, vers le tiers de la surface du placenta.

Les fœtus, tous deux du sexe masculin, avaient dans leur ensemble, de talons à talons, une longueur totale de dix-neuf pouces, ce qui donne neuf pouces et demi pour chacun des individus qui, à peu de choses près, étaient parfaitement semblables, soit pour la grandeur, soit pour le volume.

Les deux têtes mesurées dans une direction verticale avaient ensemble cinq pouces. A leur jonction commune elles avaient sept pouces trois lignes de circonférence.

Ces deux fœtus ne présentaient d'ailleurs aucun vice de conformation, et étaient bien proportionnés dans toutes leurs parties. De même que tous les jumeaux, ils étaient seulement chacun d'un volume un peu au-dessous de la dimension ordinaire d'un fœtus unique à pareille époque de conception. On doit en outre faire remarquer que leurs têtes comparées à leurs corps étaient relativement plus petites que chez un fœtus ordinaire de même dimension.

La jonction de ces jumeaux était indiquée extérieurement par une légère dépression circulaire, un peu plus forte en avant et en arrière que latéralement. En déprimant avec les doigts les différens points de cette jonction, on déterminait un chevauchement qui était plus prononcé dans les régions temporales que dans tout autre point. Il était donc évident que les os frontaux, pariétaux et occipitaux de chacun de ces sujets, au lieu de se réunir en voûte pour former le sommet du crâne, étaient écartés et se correspondaient par leurs bords supérieurs, de telle manière que le frontal de l'un était en contact avec l'occipital de l'autre, le pariétal droit de celui-ci en contact avec le pariétal gauche de celui-là, et réciproquement. Au-dessus du frontal de chaque individu existait un petit espace triangulaire qui n'offrait aucune résistance et représentait la fontanelle antérieure.

Les tégumens du crâne, ou cuir-chevelu, étaient parfaitement continus d'un individu à l'autre, et recouverts de cheveux courts et fins.

Les différentes parties du visage étaient parfaitement conformées et heureusement dessinées ; d'un autre côté il n'y avait aucun trait de ressemblance entre ces deux jumeaux.

Chez l'un d'eux la ligne médiane du tronc ne répondait pas exactement à celle de la tête, de telle manière que le corps proprement dit déviait de quelques lignes du côté droit.

M. Breschet, chef des travaux anatomiques de la Faculté de Médecine de Paris, ayant eu l'obligeance de se charger de la dissection et de l'examen anatomique de ce double individu, a observé ce qui suit :

Les os frontaux, occipitaux et temporaux avaient leur conformation ordinaire et ne présentaient rien de remarquable, mais les pariétaux des deux fœtus étaient beaucoup plus grands que dans l'état normal, et formaient la majeure partie de la boîte osseuse constituée par la réunion des deux crânes. Sur le côté droit de cette boîte osseuse on remarquait un enfoncement dirigé d'arrière en avant, à-peu-près au milieu entre les deux têtes. Cet enfoncement était plus marqué dans le pariétal d'un fœtus que dans celui de l'autre fœtus. Sur le côté opposé, cet enfoncement n'existait pas, les os pariétaux du côté gauche étaient un peu plus hauts que ceux du côté droit.

Cette différence dans la hauteur des pariétaux paraissait être le résultat de l'angle très-obtus que formaient entr'eux, vers le côté droit, les axes perpendiculaires des deux têtes.

Chaque pariétal représentait six bords, dont chacun se réunissait à un autre os. Le bord inférieur était uni au temporal, l'antérieur au frontal. Le bord supérieur antérieur était uni au bord supérieur antérieur du pariétal, du même côté de l'autre fœtus. Le bord supérieur postérieur se joignait au coronal de l'autre fœtus. Le bord postérieur supérieur était uni au pariétal du côté opposé. Enfin le bord postérieur inférieur se réunissait avec l'occipital.

A l'examen de l'autre fœtus, on voyait les deux frontaux régulièrement conformés, qui s'unissaient par leur bord supérieur avec le bord supérieur postérieur des pariétaux de l'autre individu. La réunion des pariétaux n'avait pas lieu sur la ligne médiane ; elle était oblique de haut en bas et de droite à gauche ; elle commençait au sommet de l'occipital de l'autre sujet, et se terminait inférieusement au milieu du bord supérieur du frontal, par suite de cette direction oblique de la suture sagittale. La grande fontanelle avait une figure triangulaire parce qu'elle était formée seulement aux dépens des deux frontaux. La petite fontanelle entre les pariétaux et le sommet de l'occipital était peu marquée.

L'autre suture sagittale était droite et se trouvait dans la ligne médiane pour se continuer avec la suture qui joignait les frontaux. Par suite de cette disposition la fontanelle antérieure étant formée aux dépens des frontaux et des pariétaux, avait une forme quadrangulaire comme à l'état normal. Au milieu de la suture sagittale on remarquait une échancrure dans chaque pariétal. Ces deux échancrures formaient par leur réunion une petite fontanelle intermédiaire entre la fontanelle antérieure et la postérieure.

La petite fontanelle ou la fontanelle postérieure, était un peu plus grande que celle qui se trouvait de l'autre côté.

Les os pariétaux étaient beaucoup plus élevés que les os frontaux.

Après avoir ouvert circulairement les deux crânes, on a trouvé les cerveaux d'une consistance si molle, qu'il a été impossible de les sortir en entier. Ils étaient entièrement séparés l'un de l'autre, et il n'y avait même pas de communication entre les deux cavités qui les contenaient. La dure-mère de chaque fœtus parvenue à l'endroit de la réunion des têtes, quittait la face interne du crâne pour se réfléchir en dedans, et en s'unissant à celle de l'autre fœtus, formait ainsi une cloison intermédiaire entre les deux cerveaux. Il n'y avait pas de sinus veineux. Entre les deux dure-mères, à l'endroit où elles quittaient la face interne du crâne pour se réunir et former la cloison, cette cloison correspondait antérieurement et postérieurement aux sommets des os occipitaux , et du côté droit à l'enfoncement qu'on remarquait dans les pariétaux. Il résultait de cette conformation, que les cavités crâniennes avaient plus de hauteur antérieurement que postérieurement. Les deux cerveaux se ressemblaient par leur forme ; ils étaient beaucoup plus saillans au milieu que vers leurs lobes antérieurs et postérieurs. Leurs faces supérieures étaient planes , et l'on n'y remarquait pas de circonvolution. Ces faces étaient contiguës à la cloison qui les séparait ; leurs formes correspondaient parfaitement aux cavités dans lesquelles ils étaient contenus ; elles étaient semblables à un cône dont la base serait à la cloison intermédiaire , et le sommet daus les fosses moyennes du crâne.

Les hémisphères gauches étaient un peu plus volumineux que ceux du côté droit ; les scissures de Sylvius étaient très-profondes ; les circonvolutions étaient très-marquées à la surface inférieure des deux cerveaux ; chaque cerveau était enveloppé de sa membrane arachnoïde ; la pie-mère des deux cerveaux était très-mince ; le volume du cervelet était proportionné au cerveau dans les deux fœtus ; les protubérances annulaires étaient très-petites.

Ces cerveaux étaient tellement mous , qu'il a été impossible d'en examiner la structure interne ; cependant on a pu distinguer les ventricules latéraux et les cornes d'Ammon. Toutes les parties situées sur la ligne médiane , étaient détruites par le ramolissement.

Les fosses moyennes des crânes étaient très-profondes.

On a trouvé les racines de tous les nerfs cérébraux.

Tous les organes du thorax et de l'abdomen étaient dans l'état normal ; il en était de même de la ramification des gros troncs artériels et veineux.

Après avoir donné la description de ce monstre bicorps, il se présente une question des plus importantes à résoudre.

Quelles sont les causes occasionnelles de cette monstruosité ?

Dans le désir de parvenir à cette solution , nous nous som-

mes soigneusement informés des circonstances relatives à la conception de ce double individu, et de tout ce qui, pendant la grossesse de la mère, pouvait avoir agi sur son physique ou sur son
moral.

Malgré toutes nos recherches, nous n'avons rien pu découvrir
sur la cause de cette étrange parturition; la conception et la gestation n'ayant offert aucune particularité, l'une étant survenue bien
certainement sans que les parens aient cherché à l'éviter, l'autre
s'étant passée sans troubles d'aucune espèce, sans commotion physique ou morale. En un mot, rien d'appréciable n'a donné lieu
à cette monstruosité, que personne probablement ne sera tenté
d'attribuer à un regard de la mère, dont rien de semblable n'a pu
frapper les yeux.

Nous ferons remarquer qu'ayant soigneusement examiné les
annexes de ce double fœtus, nous n'y avons trouvé aucune trace
de ces brides ou de ces adhérences, causes ou agens de ces tiraille-
mens, auxquels M. Geoffroy St.-Hilaire fait jouer un si grand rôle
dans la production de certaines monstruosités.

Sans vouloir nous occuper ici d'une manière particulière des causes
des monstruosités par duplicité, ce qui, sans doute, sera longtemps
encore un sujet de controverse, nous demanderons s'il est ration-
nel, s'il est d'une saine physiologie, d'attribuer la formation de ces
espèces de monstruosités à la soudure de deux ovules, de deux
embryons, laquelle s'opérerait dans la matrice, soit par suite
d'une pression insolite exercée sur eux par cet organe, soit à cause
de l'état de gène plus ou moins prolongée qu'ils pourraient éprouver
dans ce même organe ?

Cette explication purement mécanique, aussi séduisante qu'elle
paraît naturelle, émise en partie par Hippocrate, adoptée par Lemery (1), Smellie, Planque, Moreau de la Sarthe, admise pour

(1) Cet auteur établit qu'une pression modérée et passagère détermine les simples contacts d'individus, et qu'une pression forte et soutenue amène les jonctions
plus ou moins profondes.

quelques cas par MM. Gardien et Dupuytren (1) , et d'une manière plus générale par Chaussier , MM. Adelon, Cruveilhier, Magendie et Ollivier, nous paraît au moins fort douteuse.

Voici sur quelles données physiologiques nous fondons nos doutes :

» Aux premiers momens de leur arrivée dans l'utérus, les ovules sont plongés au milieu du fluide qui a été probablement sécrété dans l'organe et lorsque l'absorption a fait disparaître ce fluide agent de la première nutrition, ces ovules qui ont déjà acquis un grand développement peuvent bien se trouver en contact; mais l'involution des embryons à l'intérieur des membranes amnios les soustrait bientôt à la pression exercée alors par l'utérus à la périphérie des enveloppes. Ce ne serait que tardivement et dans les cas où la plus grande partie des eaux de l'amnios a disparu par voie d'absorption que les fœtus pouvaient se trouver immédiatement en contact ». (LE SAUVAGE , *Mémoire sur les Monstruosités dites par inclusion*).

Nous ferons observer ensuite , que ces spasmes, ces contractions, ces pressions de l'utérus, auxquels on attribue la formation des monstruosités par duplicité, s'ils ont réellement lieu, se passent à l'insçu des femmes; celles qui ont produit ces sortes de monstruosités n'ayant éprouvé les unes que les troubles ordinaires dans la plupart des grossesses , et les autres n'ayant absolument rien ressenti.

---

(1) M. Dupuytren admet qu'une compression plus ou moins forte exercée par les organes de la mère sur des embryons extrêmement mous pendant la conception, ou peu distans après , peut produire des monstruosités.

Mais , dit-il , dans d'autres cas qui ne sont pas très-rares , les jumeaux sont tellement identifiés , que plusieurs organes manquent à chacun d'eux et sont remplacés par des organes communs qui servent à-la-fois à la vie des deux.

Dans le premier cas la monstruosité est due à une cause toute mécanique; dans le second elle tient à un vice primitif de l'organisation des germes. (*Description du fœtus de Verneuil. Bull. de la Soc. philomatique*, an X, p. 126.)

À l'appui de cette assertion, nous citerons entr'autres preuves les faits suivans comme les plus récens. La mère de Ritta-Christina, pendant la grossesse de ce bicéphale (qui était sa neuvième) éprouva bien quelques troubles, mais du reste il ne s'était rien passé en elle qui fût sensiblement différent de ce qu'elle avait ressenti dans ses autres grossesses, et qui pût donner le moindre soupçon qu'elle mettrait au jour une semblable monstruosité. (1)

M. Rambourg, médecin à Ingrandes, décrivant l'hétéradelphe né en 1826, à Bimars en Touraine, ne mentionne aucune circonstance remarquable survenue pendant la gestation chez la mère de ce monstre; ce qu'il n'aurait certainement pas manqué de faire, dans le cas où il serait survenu quelque chose d'extraordinaire, ou seulement de notable, pendant le cours d'une grossesse dont le résultat a été si remarquable et a fixé l'attention d'un si grand nombre de savans (2).

Une femme de la rue de Vaugirard, accoucha à terme l'année dernière d'un garçon vivant fortement constitué, ayant une troisième cuisse qui donnait naissance à deux jambes, terminées chacune par un pied, l'un bien conformé, l'autre n'offrant que deux orteils. Cette femme, que nous avons interrogé avec le plus grand soin, nous a affirmé et répété que non-seulement elle n'avait éprouvé aucune émotion, aucun accident pendant qu'elle était enceinte, mais encore qu'elle n'avait ressenti aucun des symptômes qui ont lieu dans la grossesse la plus heureuse.

Enfin, nous rappellerons comme dernier fait à l'appui de notre opinion, que la mère du bicorps que nous avons décrit, n'avait éprouvé pendant sa grossesse aucune sensation particulière, aucun mouvement insolite ou extraordinaire.

Si donc il est constant que les femmes qui ont mis au monde des jumeaux adhérens l'un à l'autre par une partie quelconque,

(1) Mémoire de M. Martin Saint-Ange, inséré dans les Annales d'Histoire naturelles publiées par M. Audouin, etc.

(2) Mémoires du Muséum d'Histoire naturelle, tome XV.

2

n'ont éprouvé dans le cours, et surtout dans le début de leurs grossesses, aucune sensation particulière vers l'utérus, comment admettre sur une simple supposition, un phénomène que d'ailleurs
rien ne nous révèle ?

Dira-t-on que ces contractions, ces pressions qui déterminent
de pareils phénomènes s'opèrent d'une manière tellement in-
sensible, qu'elles ne sont nullement perceptibles pour la mère, ou
bien, que les sensations qui en sont le résultat se confondent avec
le malaise, la pesanteur et autres sensations pénibles que quelques
femmes éprouvent vers l'utérus dans les premiers temps de leurs
grossesses, ne sauraient être perçues d'une manière distincte ?

Nous répondrons alors, que si rien n'indique d'une manière po-
sitive ces contractions, ces pressions, etc., on peut hardiment les
révoquer en doute.

Enfin, en supposant que les monstruosités par duplicité s'opèrent par une action compressive de la matrice résultant de contractions, de spasmes insensibles de cet organe, il est de toute évidence
que les femmes nerveuses, irritables, colères, irrascibles (et le
nombre en est grand) non seulement ne mettraient jamais au
monde de jumeaux intacts, mais encore qu'elles ne procréeraient
pas même un enfant seul bien conformé, ces femmes étant si souvent exposées à des ébranlemens, à des commotions qui retentis-
sent jusqu'à l'organe utérin, doué lui-même d'une plus grande
sensibilité tenant à l'exercice de la fonction qu'il remplit. Ajoutons
par opposition, que journellement des jumeaux, ainsi que d'autres
enfans, viennent au monde bien conformés, à la suite de grossesses
troublées à toute époque par une foule d'accidens graves arrivant
soit spontanément, soit à la suite d'affections physiques ou morales.

Nous terminerons cet exposé de faits qui peuvent faire douter
que les monstruosités par duplicité soient le résultat de la jonction
accidentelle de deux individus, en rapportant la comparaison que
fait à ce sujet l'auteur de l'histoire de l'Académie des sciences pour

l'année 1724. Il dit : qu'une pareille jonction produisant un tout
susceptible d'exercer les fonctions de l'animalité « serait à peu près
« la même chose, ou même beaucoup plus, que si de deux bon-
« nes pendules brisées l'une contre l'autre par un choc violent,
« il s'en formait une troisième qui eût des mouvemens réglés ».

Nous n'avons pas besoin de faire observer que cette comparaison
pêche autant par le défaut de similitude des choses que sous le rapport de la justesse du raisonnement.

Après le système des soudures et des greffes, qui compte aussi
parmi ses partisans Buffon et Maupertuis, système qui, selon la
judicieuse remarque de M. Geoffroy St.-Hilaire (1), admettrait
une variation infinie de désordres, de rencontres fortuites, d'amal-
games bizarres, que les monstruosités par duplicité sont loin d'of-
frir. Après ce système, disons-nous, vient celui des œufs, des ovules originairement monstrueux, qui compte, il faut le dire, un plus
grand nombre de partisans. Parmi eux nous citerons Blumenbach,
Doëveren, Duverney, Haller, Klinkosch, Mairan, Méry, Millot,
Régis, Reil, Smellie, Winslow (2), Wolf, etc., et parmi nos contemporains, M. Laroche (3).

Quoique ce système, que Bonnet regarde comme un refuge heureux, et que rejette M. Geoffroy St.-Hilaire (4), soit encore loin
d'être pleinement satisfaisant, parce qu'au premier apperçu il présente déjà l'inconvénient d'éloigner la difficulté sans la résoudre, ce
serait cependant celui-là, faute de mieux, que nous serions tenté
d'adopter ; d'autant plus que, dans le cas particulier qui nous oc-

(1) *Voyez* l'article *Monstruosité*, dans le Diction. classique d'Hist. nat., tome XI.

(2) Nous devons dire que Winslow modifiant plus tard son opinion sur les causes
des monstruosités, a établi que dans quelques cas l'hypothèse de la jonction réciproque doit être admise soit séparément, soit conjointement avec d'autres suppo-
sitions.

(3) Laroche (Victor), Essai d'anatomie pathologique sur les Monstruosités ou
Vices de conformation primitifs de la face. Thèse in-4.º Paris, 1824.

(4) *Voyez* Philosophie anatomique, tome II.

cupe, on ne saurait admettre que ces deux fœtus, à l'état d'embryons, se sont trouvés placés horizontalement et bout à bout dans
la matrice, leur tête en contact par le sommet, et que dans cette
situation, des contractions utérines, agissant sur les extrémités op-
posées de ces embryons, ont déterminé la soudure des parties qui se
trouvaient dans un contact réciproque. La figure irrégulière de la
cavité utérine et la mollesse générale des embryons repoussent également cette explication.

Parmi les autres opinions émises sur les causes des monstruosités,
mais qui ne sauraient s'appliquer aux monstres jumeaux, se remarque celle de Chaussier et de M. Dugès, opinion partagée en
partie par Desormeaux, et qui consiste à considérer les monstruosités comme les produits immédiats et nécessaires des maladies
dont le fœtus peut être affecté pendant la durée de sa vie intrà-
utérine.

Au nombre des adversaires de cette opinion, se trouve M. Geoffroy St.-Hilaire, qui fait judicieusement remarquer que les monstres en naissant ne sont pas des êtres malades, qu'ils sont gras et
présentent en général toutes les apparences d'une bonne santé;
il ajoute même que les monstres sont des êtres finis et parfaits en
leur genre. L'état dans lequel s'est présenté notre bicorps n'annon-
çant nullement qu'il eût souffert pendant son existence toute intrà-
utérine, confirmerait, s'il en était besoin, l'opinion du savant auteur
de la Philosophie anatomique.

Notre but n'étant pas de traiter ici de tout ce qui se rattache à
l'histoire des monstruosités, (1) nous ne ferons qu'indiquer som-

(1) Ou ferait plusieurs volumes si l'on voulait exposer et combattre toutes les
opinions émises sur les monstruosités, depuis Empédocle qui attribue les monstres
doubles à un défaut de semence pour former deux individus intacts; Aristote qui
fait dépendre les mêmes monstres d'un excès de semence, pour ne procréer qu'un
seul individu; Cosme Viardel (*) qui regarde les monstres comme une punition de

(*) Observ. sur la pratiq. des accuchemens. In-8.º Paris, 1671 et 1748.

mairement l'opinion de M. Serres, qui attribüe la formation de certaines monstruosités par duplicité à une coïncidence dans la disposition du système artériel, telle, dit-il, qu'une double aorte ascendante produit un bicéphale, et qu'une double aorte descendante donne naissance à un monstre double inférieurement.

Cette opinion corroborée, mais non pas pleinement confirmée, par les observations de Maupertuis et de M. Geoffroy St.-Hilaire, que les réunions de deux individus n'ont jamais lieu que par des parties semblables, ne saurait s'appliquer au cas qui nous occupe.

En terminant ici ce que nous nous proposions de dire sur l'*étiologie* des monstruosités par duplicité, nous ferons remarquer qu'elles sont elles-mêmes un puissant argument contre l'opinion vulgaire, qui attribue en général toutes les monstruosités à un regard, à une impression perçue par la mère. Certes, si les monstruosités par duplicité ne se manifestaient autrement que sous l'influence de pareilles causes, on peut dire qu'il n'y aurait jamais eû de monstruosités de ce genre; rien de semblable à des individus accolés ou confondus plus ou moins intimement, n'existant primitivement dans la nature, ou n'ayant été produit dans les arts. Ainsi, par exemple, notre monstre bicorps (lui-même) étant unique; rien de semblable ne pouvait, avant son apparition, frapper l'imagination de qui que ce fût (1).

Dieu (*) ; Lavater et Blegny (anc. Journ. de Méd.), qui pensent que les monstruosités sont inexplicables, jusqu'à nos savans contemporains qui en donnent des explications plus ou moins ingénieuses.

Outre MM. Geoffroy-Saint-Hilaire et Serres, dont nous indiquerons en quelques mots les opinions, on distingue Meckel, qui attribue les monstres par défaut à un retard, à un arrêt dans l'évolution des organes.

(1) *Voyez* encore, sur l'influence de l'imagination, M. Geoffroy Saint-Hilaire, qui établit dans sa Philosophie anatomique, que les affections morales pénibles

(*) *Voyez* aussi Ambroise Paré, qui établit que les monstruosités peuvent provenir de treize causes à la tête desquelles il place la gloire de Dieu, tandis que Montaigne dit que les monstres ne sont pas à Dieu.

Une autre objection que l'on peut faire contre l'influence pré-
tendue de ces envies, de ces regards auxquels on attribue aussi
ces taches rouges ou violettes, et ces saillies qu'on se plait à
comparer à certains fruits rouges : c'est que ces phénomènes ne
sont que le résultat de la présence accidentelle du sang dans un
point du tissu cutané, modifié dans son organisation par une cause
qui nous est inconnue.

Ajoutons ici une remarque. Comment se fait-il que les femmes
n'ont toujours eu que des envies de fruits rouges, tels que cerises,
fraises, framboises, etc. ; et que jamais elles n'ont désiré de fruits
de couleur verte, tels que certaines pommes, certaines poires, etc.,
couleur d'ailleurs si répandue dans la nature, et dont aucun enfant
naissant n'a offert le moindre vestige? C'est par la raison que nous
venons d'indiquer ; que toutes ces prétendues envies ne sont que
des modifications ou des altérations de la peau abreuvée de plus
ou moins de sang. Mais ne nous arrêtons pas davantage à combattre une chimère que les progrès de la science et les lumières
de la raison repoussent et dissipent chaque jour.

Des naturalistes, des physiologistes et des médecins ayant donné
diverses classifications des monstruosités du règne animal, cher-
chons la place que le monstre que nous avons décrit doit y
occuper.

Parmi ces classifications, une des plus simples, admise d'après
Buffon, par Chaussier et M. Adelon, (1) consiste à diviser toutes
les monstruosités en trois classes, suivant qu'il y a excès, défaut,
ou transposition d'organes. Il est évident au premier coup d'œil que
notre bicorps doit être nécessairement rangé dans la classe des monstres par excès ; classe d'ailleurs des plus mal dénommée, puisqu'elle

n'ont aucune influence sur la formation des monstres, ceux-ci n'étant pas moins
fréquens dans les grossesses légitimes que dans les autres, où les femmes sont si
souvent abreuvées de chagrins de tous genres.

(1) Article *Monstruosités*, Dictionnaire des Sciences méd., tome XXXIV.

est composée dans sa presque totalité, par la nombreuse série des monstruosités par duplicité; lesquelles, selon la judicieuse remarque de M. Castel, (1) loin d'être des individus avec excès, sont au contraire des individus auxquels il manque réciproquement un plus ou moins grand nombre de parties.

Dans une classification proposée par M. Breschet, dans son article *Déviation organique*, du dictionnaire de médecine, (dénomination qu'il substitue à celle de monstruosité, notre bicorps serait placé ordre III, diplogénèse, genre I, espèce I.ᵉ diplocéphalie. Là il formerait la dernière des quatre variétés que devrait comprendre cette espèce, selon que les individus adhèrent par le front, par l'occiput, par une des parties latérales de la tête, et enfin par le vertex. (2)

Dans une autre classification établie par M. Charvet, (3) notre monstre serait placé classe II, Monstruosités par réunion de plusieurs fœtus, II.ᵉ sous-classe, monstruosités par greffe; ordre II, greffe en soudure, II.ᵉ sous-ordre genre I.ᵉʳ soudures sincipitales.

D'après une classification ébauchée par M. Isidore Geoffroy St.-Hilaire, qui divise la classe des monstres par excès (telle qu'elle est généralement admise), en ceux qui n'offrent que les élémens d'un seul sujet et en ceux qui renferment les élémens de deux (4).

(1) « La dénomination de bicéphale est donc dépourvue de justesse, elle ne l'est « pas moins que ne le serait celle de quadribrachial. Ici la monstruosité consiste « non dans une surabondance, mais dans une absence d'organes. Un nom qui ex- « primerait cette défectuosité serait seul à l'abri de toute objection. « (*Explic. physiol. des phénomènes observés chez Ritta-Christina; broch. in-8.º Paris*, 1830.)

(2) Au lieu d'être de simples variétés, ces différentes sortes d'adhérences sont tellement remarquables, qu'elles devraient, ce nous semble, constituer des espèces.

(3) Recherches pour servir à l'histoire générale de la monstruosité dans les animaux, et par suite à l'histoire de la génération, Thèse soutenue à la Faculté des Sciences le 23 juillet 1827.

(4) Proposition sur la monstruosité considérée chez l'homme et les animaux; Thèse soutenue à la Faculté de Médecine de Paris en 1829.

Notre bicorps se trouverait naturellement placé dans la dernière division.

Enfin d'après la division et la dénomination des monstruosités admises par M. Dugès dans la seconde édition de son Manuel des accouchemens, notre monstre serait, dans la synadelphie, un omnéadelphe sincipital et un tétrapode par son degré de jonction.

Nous bornerons ici nos recherches de classifications, ne voulant pas leur donner plus d'extension en évitant d'y comprendre celles de Blumenbach, de Bonnet, de Haller, de Malacarne, de Meckel, de Voigtel, etc., qui ont plus ou moins multiplié les divisions parmi ces productions anormales de la nature.

La monstruosité qui fait le sujet de ce mémoire, confirme ou infirme diverses opinions émises par différens auteurs.

Elle confirme d'abord l'opinion de Buffon, qui dit que la plupart des monstres offrent dans leur structure une plus ou moins grande symétrie; ajoutant pour justifier en quelque sorte la nature de ce qu'on appelle ses écarts, que même dans ses erreurs elle se méprend toujours le moins possible.

Elle confirme aussi la remarque de Camper et de Moreau de la Sarthe : que les enfans monstrueux naissent rarement vivans ou meurent peu de temps après qu'ils sont nés.

Elle prouve de nouveau la justesse de l'observation de Jacobs, (1) que les jumeaux accolés ensemble sont ordinairement plus petits que les autres.

Elle offre un fait de plus à l'appui d'une remarque extrêmement importante, sous le rapport de l'histoire de la génération, faite par différens auteurs et confirmée de nouveau par M. Le Sauvage (*Loc. cit.*) que dans tous les cas de monstruosité par duplicité, il y a toujours identité de sexe (2). Cette remarque est tellement

(1) École-Pratique des accouchemens ; in-4.º

(2) Selon Meckel, la proportion des monstruosités du sexe masculin est aux monstruosités de l'autre sexe comme un est à trois.

A cette occasion nous rapporterons qu'il y a eu un homme assez fou pour prétendre que toutes les femmes doivent être rangées parmi les monstres, la nature

constante qu'elle ne saurait être détruite par quelques observations douteuses rapportées par Ambroise Paré, Lemery, et
en dernier lieu par M. Hénot de Metz, (*Arch. gén. de Méd.*
Tom. XXI, pag. 330.)

Enfin le fait qui nous occupe justifie en partie l'assertion de Moreau de la Sarthe : que les monstres par addition et augmentation de
parties appartiennent à une classe dans laquelle on trouve les exemples les plus extraordinaires de cette grande liberté avec laquelle la
nature réalise les possibles, que l'imagination la plus active et la plus
bizarre aurait peine à concevoir ; ajoutant ailleurs que les monstruosités ne sont pas moins variées que les lésions organiques qui survien-
nent pendant la vie extra-utérine. Nous avons dit plus haut jusqu'à
quel point ces assertions étaient admissibles.

La régularité, l'harmonie des traits du double individu que nous
avons décrit, infirme seulement l'assertion de Lavater qui avance que
la difformité des monstres s'étend plus ou moins à leur physiono-
mie dont les traits sont moins heureux que ceux des enfans régulièrement organisés.

Désirant connaître s'il existait déjà un certain nombre de faits
semblables, ou analogues à celui dont nous rendons compte, nous
nous sommes livrés aux recherches les plus multipliées dans les
différentes bibliothèques de la capitale (1), et dans les collections

---

tendant toujours à faire des mâles. Voici le passage cité à ce sujet par Camus,
dans les notes qu'il a données à la suite de sa traduction d'Aristote (t. II,
p. 372) : *Monstrum fœmtnam poteris appellare. Càm enim ea opera inter monstra re-
censeantur quœ non appetente naturâ emergunt , facultatem autem generationis animalium
dispensatricem in marem perpetuo dirigi docuerimus , nec ortum fœminœ , nisi obruatur ,
permittere , jure merito fœmina inter monstra et ea quœ prodigiosè contingunt poterit
numerari.* (Martely , *de Nat. animi* , page 77.)

L'opinion de Tiedemann , quoique contraire et d'apparence scientifique , n'en
est pas moins tout aussi erronée. Cet auteur prétend que le sexe féminin n'est que
le sexe mâle arrêté à un degré inférieur d'organisation ; selon lui, tout embryon a
été primitivement mâle.

(1) Nous exprimons ici notre reconnaissance à M. le professeur Deneux, pour

3

anatomiques de la Faculté de médecine de Paris, du Muséum d'histoire naturelle et de l'école vétérinaire d'Alfort. Le résultat de nos recherches a été entièrement nul dans ces diverses collections, où il n'existe rien de semblable à notre bicorps ; et peu fructueux dans les établissemens littéraires.

Nous diviserons les faits que nous avons à reproduire en deux classes. La première comprendra les cas de réunion sincipitale de deux individus complets; la seconde renfermera les faits d'un seul individu, portant uniquement sur le vertex la tête d'un autre individu.

A. Cas de réunion sincipitale de deux individus complets.

I.ᵉʳ *Fait*. On trouve dans les Mémoires de l'Académie Royale des Sciences de Paris (année 1703, hist. pag. 39)., le passage suivant que nous rapporterons textuellement : « Reneaume a lu la relation d'un monstre qui lui a été écrite de Blois, par M. Hémery médecin. Ce sont deux enfans qui ont le sommet de la tête commun, et même le derrière ou l'occiput ; de manière qu'ils n'ont qu'un crâne et que leurs visages regardent de deux côtés opposés. Toutes les autres parties de leurs corps sont très-distinctes et très-bien formées. Tous deux étaient en bonne santé, et paraissaient fort disposés à vivre. L'un était venu les pieds en bas et l'autre les pieds en haut, et l'accouchement avait été très-facile. Le crâne commun pouvait faire croire qu'il n'y avait qu'un cerveau, et sur cela on avait fait quelques scrupules au curé qui les avait baptisés comme deux individus. (1) Cependant à considérer les mouvemens qu'ils

l'obligeance avec laquelle il nous a ouvert sa riche bibliothèque obstétricale.

(1) Dans cette circonstance, aussi rare que singulière, le curé s'est conformé aux rituels et aux préceptes des plus grands casuistes ; préceptes qui se trouvent développés avec toute l'étendue possible dans *l'Embryologie sacrée*, ouvrage latin de Cangiamila, chanoine de Palerme, traduit et abrégé par Dinouart.

Dans cet ouvrage, il est dit : que si un monstre a deux corps, qui, quoique unis avaient indépendamment l'un de l'autre, il était plus probable que chacun d'eux avait son cerveau séparé; quand même il n'y aurait eu entre eux aucune cloison osseuse, comme en effet, il ne paraissait pas qu'il dût y en avoir. »

Ce fait peu connu et auquel il manque, comme on le voit, une infinité de détails, est indiqué par Chaussier et M. Adelon dans leur article, *Monstruosité*, *du dictionnaire des sciences medicales* (1).

II.ᵉ *fait*. Il existe, dans un recueil appartenant au collège des chirurgiens de Londres, une gravure représentant deux enfans du

---

ensemble, aient chacun leurs membres distincts, il faut conférer séparément deux baptêmes, parce qu'il y a certainement deux hommes et deux ames, et même également quand ce monstre n'a que deux têtes sans membres doubles.

Lorsqu'une tête est pour deux corps, Cangiamila, partageant l'opinion de Saint-Charles, qu'il n'y a alors qu'un seul homme, veut que l'on ne confère alors qu'un seul baptême. D'autres pensent, au contraire, qu'il en faut donner un second, mais conditionnellement.

On doit enfin au chanoine de Palerme une recommandation qui fait voir que dans les temps et les lieux où il écrivait, la raison et l'humanité étaient également outragées, la coutume étant d'étouffer tous les enfans qui naissaient monstrueux. Il recommande expressément aux pasteurs de s'opposer à cette cruauté, quelque difformes que soient les monstres, et cela avant comme après le baptême.

Croirait-on qu'à la suite d'une telle recommandation, aussi sage que philanthropique, il agite et traite des questions relatives à des choses les plus dégoûtantes et qui font la honte de l'humanité, et qu'à son imitation un médecin nommé Bocquillot ait prostitué sa plume jusqu'à s'occuper aussi de pareilles questions? L'un et l'autre auraient toujours dû supposer que le précepte donné par l'Ecriture dans le chapitre XVII du *Lévitique*, ne cesse d'être rigoureusement observé.

Dans une circonstance non moins extraordinaire que celle où se trouva le curé des environs de Blois (il s'agissait d'un hétéradelphe), on consulta Winslow, homme fort religieux, pour savoir si un ecclésiastique donnerait l'extrême-onction aux deux corps ou seulement à l'un des deux?

(1) Il est aussi mentionné avec beaucoup d'autres faits de monstruosité, dans le Dictionnaire des merveilles de la nature, par A. J. S. D., 2.ᵉ édit., t. I.ᵉʳ, p. 146.

sexe féminin de quelques mois de naissance, opposés tête à tête par le sinciput, et d'ailleurs bien complets.

III.ᵉ *fait*. On trouve encore dans le même recueil la représentation de deux enfans également du sexe féminin joints ensemble par la couronne de la tête, nés à Cleams près Bruges en Flandre, le 6 mai 1682. Ils ont vécu quelque temps. Il arrivait quelquefois que l'une dormait tandis que l'autre pleurait ou prenait de la nourriture.

Nous devons la connaissance de ces deux faits à l'obligeance de M. de Blainville, qui a vu, dans son voyage à Londres, les deux gravures dont il s'agit.

IV.ᵉ *fait*. Dans un ouvrage intitulé : Les écarts de la nature, ou Recueil des principales monstruosités que la nature produit dans le genre animal, et mis au jour par les S.ʳ et D.ᵐᵉ Renault (1), on trouve, planche quarante, la représentation de deux enfans adhérens en grande partie par le sommet de la tête. Au bas de cette gravure on lit ce qui suit : « les deux enfans (on ne dit pas de « quel sexe) qui forment ce monstre, sont assez bien conformés. « La monstruosité consiste dans la réunion des os des deux crânes; « il paraît que ces deux enfans sont morts en naissant ». A en juger par la gravure, cette monstruosité n'est pas exactement semblable à la nôtre; les deux objets représentés debout (2), de grandeur inégale, ne paraissent unis que par un prolongement récipro-

(1) 42 planches enluminées, petit in-folio. Paris, 1775.

Ces figures, sans changement et sans addition, précédées seulement de quelques généralités sur le sujet, ont été reproduites par Moreau de la Sarthe, sous ce titre : Description des principales monstruosités dans l'homme et dans les animaux. Paris, 1808.

(2) Cette manière de représenter des sujets monstrueux qui n'ont pas vécu, adoptée par la plupart de ceux qui en ont publié des figures, tels que Aldrovande, Palfin, Licettus, Ambroise Paré, Regnault, etc., quoique produisant beaucoup plus d'effets que si les sujets étaient couchés, donne une très-fausse idée des choses.

que du cuir chevelu ; la face du plus petit correspondant au côté
gauche de la tête du plus grand. Ce fait se trouve indiqué dans une
nouvelle édition du Tableau de l'amour conjugal par Venette,
publié en 1810, par J. D.

B. *Cas de réunion sincipitale d'un individu complet et d'une tête
accessoire.*

I.er *fait*. Hoffmann (1) dit avoir disséqué un fœtus qui n'était
pas venu à terme et qui avait une seconde tête sur sa tête naturelle.
« Cette tête supérieure était recouverte de cheveux ; les os étaient
mous et séparés aux sutures ; les oreilles étaient bien conformées
ainsi que l'œil gauche, mais le droit était fermé. Le nez était
applati et enfoncé. Du palais sortait par la bouche une masse osseuse et charnue, enveloppée de tégumens communs, rudimens
d'une autre tête ; car un cerveau entouré de ses meninges s'avançait
à sa partie supérieure et contiguë à l'os du front de l'autre tête naturelle. Il y avait bien peu d'apparence du nez. Il existait oblique-
ment une ligne qui tenait lieu de bouche et qui, du côté gauche,
finissait par deux petites fentes ».

II.e *fait*. Le dernier exemple de monstruosités sincipitales que
nous ayons à citer, est celui qui a été publié par Everard Home
dans les Transactions philosophiques, année 1790, et par Dent,
même recueil, année 1799. (2).

L'enfant, du sexe masculin, était né au Bengale en 1783, d'une
mère âgée de trente ans, qui n'avait rien éprouvé de remarquable
pendant sa grossesse, et d'un père âgé de trente-cinq, lesquels
avaient déjà donné le jour à trois enfans bien conformés.

Cet enfant, d'ailleurs d'une bonne conformation, portait au

(1) Actes des Curieux de la nature , déc. 2 , an VI , obs. 165, f. 333.—Planque,
trad. Bib. choisie de méd. , t. VII , p. 499.

(2) Le précis de cette observation que nous publions ici est fait d'après le texte
anglais.

sommet de la tête une autre tête de pareille dimension, unie aussi par son sommet et terminée par une sorte de tumeur arrondie qui en représentait le col.

Cet enfant, par sa singulière monstruosité, effraya tellement la sage-femme, qu'elle le jetta au feu, qui détruisit une partie des oreilles et un œil.

Ces deux têtes étaient tellement disposées, que la face de la supérieure correspondait à l'oreille droite de l'enfant.

A six mois, les deux têtes étaient également recouvertes de cheveux et semblaient être complètement ossifiées.

La sensibilité générale de la tête suplémentaire était assez manifeste, tous les muscles jouissaient de l'action qui leur est propre, mais cette sensibilité et cette action n'étaient pas toujours à l'unisson avec ce qui se passait à l'autre tête.

L'œil qui existait à la tête accessoire, n'était impressionable que par une forte lumière, ses mouvemens ne correspondaient point à ceux de l'autre tête.

Quand on présentait le sein à la bouche de la tête supérieure, les lèvres exécutaient une sorte de mouvement de succion.

A l'âge de deux ans, ce sujet ayant été vu par Stark, il reconnut que cette tête sympathisait beaucoup plus avec l'autre qu'elle ne l'avait fait jusqu'alors. Ainsi, quand l'enfant *lui-même* tétait, l'autre bouche exprimait de la satisfaction et la salive en coulait beaucoup plus abondamment que dans tout autre temps.

A l'âge de quatre ans, cet enfant qui était dans un état de faiblesse attribuée à la réclusion dans laquelle on le retenait pour le faire voir avec profit, succomba à la morsure de la vipère *naja cobra de capelo*.

En examinant la double tête, on reconnut que chaque cerveau était distinct et séparé à l'aide de ses membranes, lesquelles étaient seulement en communication par le moyen de leurs vaisseaux artériels et veineux.

Ce fait qui est des plus extraordinaires (1) et sur lequel il n'est point de notre objet de disserter, a reçu une grande publicité. On le trouve mentionné dans tout ce qui a été publié depuis lors sur la monstruosité, reproduit par Everard Home dans ses leçons d'anatomie comparée; cité par Meckel dans son traité de la monstruosité par duplicité; donné enfin par M. Dugès, pour exemple de la difficulté que présentent certains accouchemens de la part du fœtus, ce cas de monstruosité est le sujet d'une des planches qui enrichissent le tome premier des mémoires de l'Académie royale de médecine : ce qui paraîtra peu nouveau à nos voisins d'outre-mer chez lesquels l'observation a été publiée il y a quarante ans. Ce fait, étant comme nous l'avons dit, fort connu, est aussi celui qui a été généralement cité comme le prototype de la monstruosité sincipitale, par tous les auteurs qui ont traité la matière. Tel est M. Isidore Geoffroy St.-Hilaire, qui d'ailleurs, et cela est remarquable, en parlant des divers points de jonction du crâne dans les espèces de monstruosités résultant de ce genre d'adhérence, indique seulement les jonctions antérieures, postérieures et latérales, et ne fait aucune mention spéciale de l'adhérence sincipitale. Il fait aussi une pareille omission dans son tableau des monstruosités par duplicité parvenues à sa connaissance, et dont voici le résultat :

Sur 41 cas de monstruosité par duplicité, il y en avait 23, où les sujets étaient réunis par les parties latérales du corps (2), 14 par les parties antérieures, 4 par les parties postérieures.

(1) M. Lachèse, auteur d'une Thèse sur la Duplicité monstrueuse par inclusion, soutenue à Paris en 1823, serait presque disposé à regarder ce fait comme un de ceux dont on pourrait mettre en doute l'exactitude.

(2) Smellie pensait que de toutes les monstruosités par duplicité, celles de ce genre étaient les plus fréquentes. Les calculs du fils du savant zoologiste français prouvent que, sous ce rapport, le célèbre accoucheur anglais était dans l'erreur.

Jacobs dans son école pratique des accouchemens, en indiquant la manière dont les jumeaux peuvent être accolés, omet aussi la jonction sincipitale.

D'ailleurs, il est constant que l'espèce de monstruosité qui nous occupe est extrêmement rare ; ce qui confirme la remarque générale due à M. Charvet (*Loc. cit.*), que les soudures bout à bout sont les plus rares ; (1) remarque confirmée d'un autre côté par le petit nombre de monstruosités par adhérence réciproque de la partie inférieure du tronc, mais dont les exemples sont cependant moins rares que ceux d'adhérences sincipitales, et qui ont cela de remarquable, que les sujets comme dans ces dernières, ne sont point accolés en sens opposé. (2)

D'après la remarque de plusieurs observateurs, et nos propres recherches, l'espèce humaine est la seule dans laquelle on ait observé le genre de monstruosité qui nous occupe.

Sous le rapport de l'art des accouchemens, le monstre bicorps qui vient d'être le sujet de nos observations offre peu d'intérêt, son expulsion ayant eu lieu sans aucune difficulté, tant à cause de son peu de développement, que parce que la femme n'était plus primipare : ajoutons une circonstance importante à noter, c'est que ce monstre est venu en double, le point de flexion s'étant opéré dans le col de l'un deux, et non à la jonction commune des deux têtes où il n'existait aucune mobilité manifeste.

En parcourant les traités d'accouchemens publiés jusqu'à ce jour, on ne trouve dans la plupart aucun précepte relatif au cas de monstruosité par duplicité. Dans quelques-uns de ces traités,

---

(1) M. Gardien fait implicitement la même remarque en disant que les adhérences que l'on observe le plus communément chez les enfans jumeaux, sont celles qui se font par les plans antérieurs et postérieurs, et par les surfaces latérales.

(2) Aldrovande, Lancisi, Palfin et Sandifort, sont du petit nombre de ceux qui ont publié des exemples de monstres Ischiadelphes.

tels que ceux de Deleurye, Levret, Smellie et de M. Gardien, on
rencontre seulement quelques conseils généraux sur cet objet. Tous
s'accordent à dire que dans ces cas de monstruosité on est réduit,
pour terminer l'accouchement, à se conduire, plutôt d'après les lumières de son génie, que d'après les préceptes de l'art, trop difficiles
à établir pour ces cas anormaux. Tous s'accordent aussi pour pros-
crire l'opération césarienne, pratiquée uniquement dans la vue
d'amener vivans des enfans monstrueux dont l'existence est toujours
des plus précaires. Heister s'explique même à ce sujet de la manière
la plus formelle : » Il ne veut pas qu'on pratique l'opération césarienne pour sauver un monstre par excès qu'il regarderait alors
comme parricide, si la mort de sa mère s'en suivait. Il veut qu'après
les avoir baptisés de la meilleure manière possible, *on les laisse
mourir*, et qu'on les extirpe ensuite avec des ferremens. » L'auteur
de l'Embryologie sacrée, qui rapporte ce passage, ne partage pas
cette opinion, prétendant que les âmes de ces enfans monstrueux,
sont aussi nobles que celles des plus beaux enfans.

M. Dugès est le seul à notre connaissance qui ait tracé d'une
manière spéciale la conduite à tenir par l'accoucheur dans l'espèce de monstruosité dont nous nous occupons.

Il dit, dans le mémoire déjà cité : « Quant aux fœtus monstrueux
unis par le vertex ou l'occiput, ils n'offriraient de difficultés réelles
que si les deux têtes descendaient à la fois. Dans cette circonstance,
si leur adhésion était assez lâche, elles suivraient le même méca-
nisme que dans les cas précédens (1). Mais si l'un des enfans présentait les pieds, l'autre le suivrait sans obstacle. »

« Si des deux fœtus unis par le vertex l'un s'était détruit presque
en totalité, de manière qu'il n'en restât que la tête entée sur celle
d'un fœtus complet, l'accouchement serait simple et facile, comme
dans le cas rapporté par Everard Home. En pareil cas les deux têtes

(1) *Voyez* page 356. *Loc. cit.*

4

se suivent sans obstacle, soit que le fœtus complet ait d'abord présenté les pieds ou les fesses, soit que la tête anormale ait marché la première, offrant à l'orifice utérin son moignon anormal.

La figure ci-jointe dessinée par M. Turpin, représente exactement et dans toutes ses proportions le double fœtus qui a fait le sujet de notre travail.

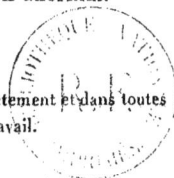

FIN.

Imprimerie de MIGNERET, rue du Dragon, n° 20.

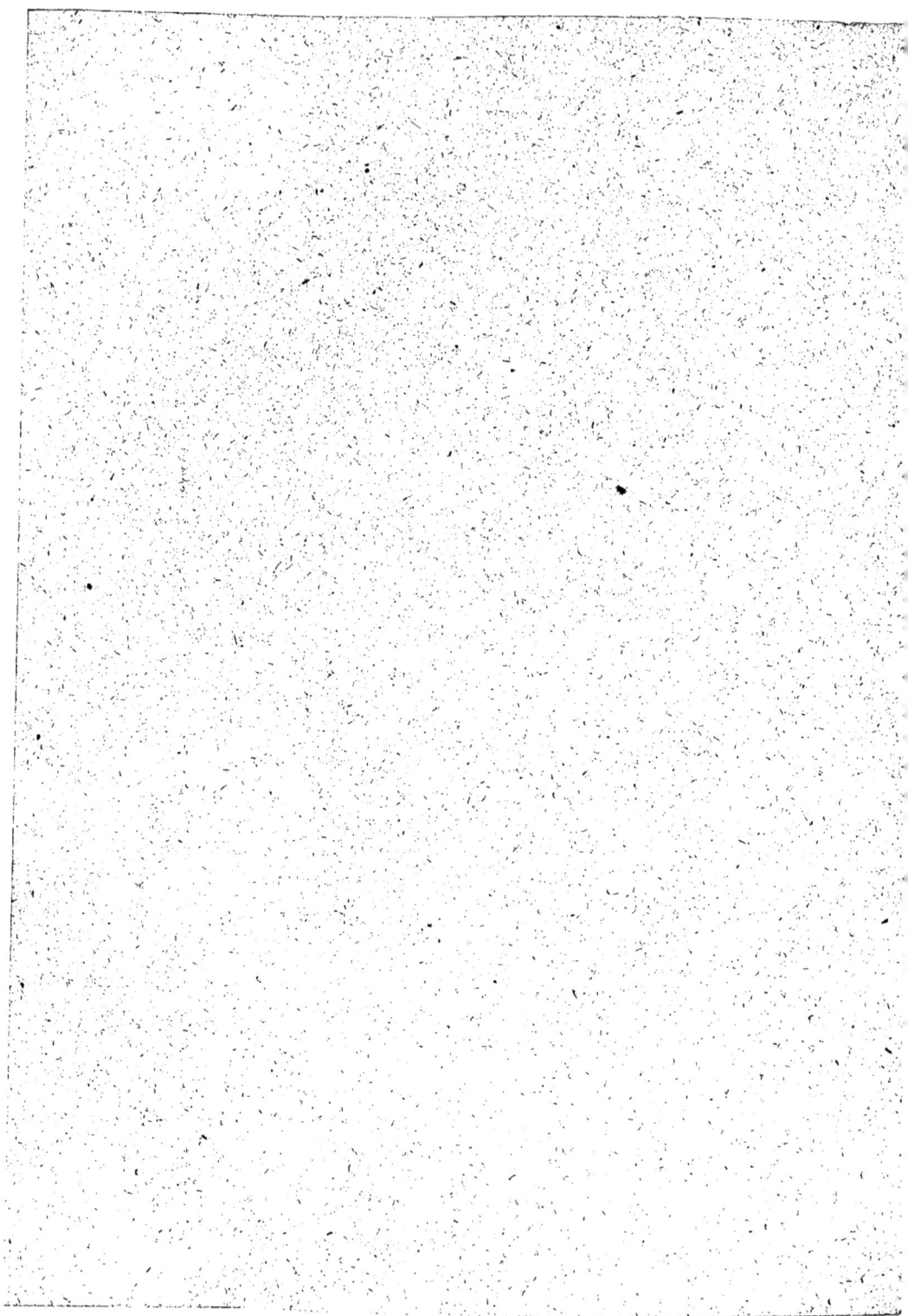

www.ingramcontent.com/pod-product-compliance
Lightning Source LLC
Chambersburg PA
CBHW070737210326
41520CB00016B/4484